EAUX

SULFUREUSES THERMALES

D'EAUX-BONNES.

EAUX

SULFUREUSES THERMALES

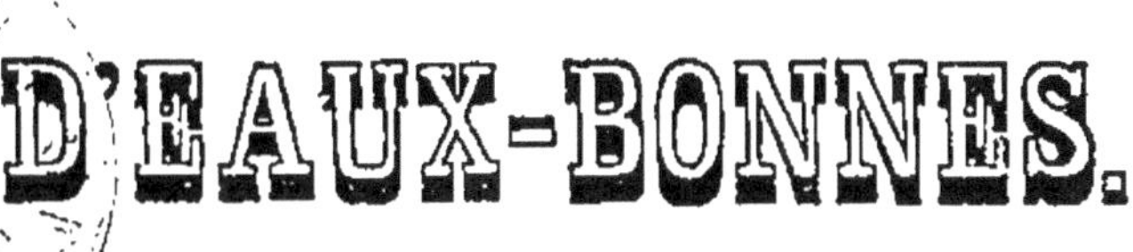

D'EAUX-BONNES.

1862

EAUX SULFUREUSES THERMALES

D'EAUX-BONNES

(France. Basses-Pyrénées, chef-lieu Pau arrondissement d'Oloron) ; à 40 kilom. de Pau et à 800 de Paris. Altitude 790 mètres.

Les eaux minérales d'Eaux-Bonnes sont sulfurées-sodiques, et les sources qui les fournissent sont au nombre de six. Elles prennent naissance dans les couches granitiques du globe, au point de transition des terrains primitifs et des terrains secondaires.

La source à température la plus basse est de 12 degrès ; celle à température la plus haute est de 32º,75. Cette dernière est seule employée pour la boisson. Les autres servent à l'usage des bains, douches, etc.

D'après la dernière analyse de M. Filhol, le savant professeur de chimie de Toulouse, la source de la Buvette offre la composition chimique suivante :

Sulfure de sodium	0^g,0214
Sulfure de Calcium	traces.
Chlorure de sodium	0^g,2640
Chlorure de calcium	traces.
Sulfate de soude	0^g,0277
Sulfate de chaux	0 ,1644
Sulfate de magnésie	traces.
Silicate de soude	traces.
Borate de soude	traces.
Ammoñiaque	0^g,0005
Iodure de sodium	traces.
Phosphate de chaux	traces.

A reporter ..... 0^g,4780

Report	0^g,4780
Phosphate de magnésie ...	traces.
Fer	traces.
Matières organiques......	0^g,0480
Silice en excès...., ...	0 0500
Fluorure de calcium	traces.
TOTAL	0^g,5760

M. Filhol ajoute :

« Comme on le voit, l'assortiment des
» Eaux minérales de Bonnes est des plus
» remarquables, et ces Eaux se distin-
» guent de leurs analogues des *Pyré-*
» *nées par plusieurs caractères de la*
» *plus haute importance.* (Analyse des
» Eaux minérales de Bonnes par M. E.
» Filhol, 1861.)

» Si l'analyse chimique d'une eau
» minérale n'explique pas complètement
» les propriétés médicinales de cette
» eau, il est certain pourtant qu'elle

» permet de les pressentir, qu'elle en
» indique au moins le genre, et qu'elle
» fournit au médecin des directions et
» des analogies très précieuses.

» C'est ainsi que le Soufre a toujours
» joui d'une réputation méritée dans
» les affections catarrhales des voies
» respiratoires ; et que ce métalloïde,
» ainsi que le chlorure de sodium,
» l'iode et le phosphore, sont les pre-
» miers des médicaments reconstituants
» fournis par le règne minéral.

» Ils sont tous les jours efficacement
» employés contre cette grande classe
» de maladies constitutionnelles qui for-
» me plus de la moitié des maladies
» chroniques, et qui est caractérisée
» par l'excès et l'altération des tissus
» et des fluides blancs de l'économie

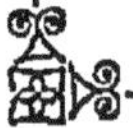
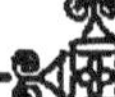

» animale : lymphatisme, strumes,
» écrouelles, affections réunies aujour-
» d'hui sous la dénomination générique
» de scrofules.

» Or, si les agents que nous venons
» de signaler jouissent de ces propriétés
» lorsqu'ils sont séparés par l'art de
» leurs combinaisons naturelles, quelle
» énergie douce et pénétrante ne pos-
» séderont-ils pas, lorsqu'ils seront of-
» ferts à l'organisme dans leurs rap-
» ports natifs, tellement fondus ensem-
» ble, que médicalement parlant, ils ne
» feront qu'un ; qu'en les décomposant
» on détruira ce tout, et qu'ils consti-
» tueront un liquide dont l'unité sera
» d'autant plus forte et d'autant plus
» excellente, que les éléments dont il
» est formé seront plus divers et plus

» nombreux. Tel est « cet assortiment
» des plus remarquables » dont parle
» l'éminent chimiste de Toulouse.

» On voit, en effet, que les eaux
» sulfurées d'Eaux-Bonnes sont de tou-
» tes les eaux de la chaîne des Py-
» rénées, les plus riches en chlorure
» de sodium d'abord, puis en phosphore
» et en iode. Les matières organiques
» abondantes qu'elles renferment et qui
» en font des eaux vivantes, contiennent
» aussi du fer et du phosphore, agents
» régénérateurs du sang et du sys-
» tème nerveux sans lesquels on ne
» conçoit pas l'existence de ces deux
» appareils fondamentaux de l'orga-
» nisme.

» Est-ce à ces caractères chimiques
» tout à fait distinctifs et qui en font

» des eaux sulfurées à part, que les
» sources de Bonnes doivent leur in-
» fluence si heureuse et toute spéciale
» dans le traitement de la phthisie pul-
» monaire? Tout porte à penser qu'ils
» y contribuent, et que les propriétés mé-
» dicinales de ces eaux sont intimement
» liées à leurs propriétés chimiques.

» Quoi qu'il en soit, l'observation des
» médecins avait depuis longtemps de-
» vancé les recherches des chimistes.
» Elle avait prouvé que la manière
» merveilleuse dont les éléments de
» l'Eau de Bonnes sont combinés, ainsi
» que la fixité de leurs rapports, don-
» nent à ces Eaux une unité de com-
» position de laquelle résulte un médi-
» cament naturel et organisé tout à fait
» inimitable.

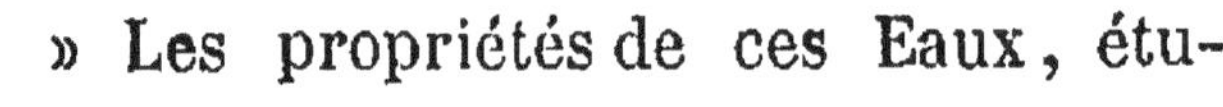

» Les propriétés de ces Eaux, étu-
» diées sans le secours de la chimie et
» d'après leurs effets dans les maladies
» où l'expérience et le génie de la
» Médecine ont indiqué l'utilité de leur
» emploi, démontrent donc qu'elles ne
» se font pas moins remarquer médi-
» calement que chimiquement entre les
» autres eaux minérales sulfureuses.

» Ce qui ressort clairement, en effet,
» d'une étude clinique sérieusement
» poursuivie, c'est la profondeur d'ac-
» tion des Eaux d'Eaux-Bonnes. On
» dirait que ces Eaux atteignent dans
» l'économie animale des parties plus
» intimes et plus élémentaires que ne
» le font leurs analogues. Elles pénè-
» trent très-loin ; elles vont à la base
» de l'organisation. C'est pour cela, sans

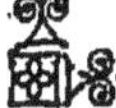

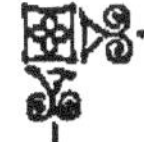

» doute, que leur action curative est
» si stable, que leurs effets ont une
» portée si longue. Ce n'est que plu-
» sieurs mois après leur usage, qu'on
» commence à en éprouver les pro-
» priétés réelles , définitives , celles
» qu'on était venu leur demander à la
» source. C'est à cette profondeur et à
» cette durée d'action, qu'elles doivent,
» très vraisemblablement, d'agir, non-
» seulement sur les catarrhes de la
» poitrine, les asthmes et les affections
» chroniques de la gorge désignées
» depuis quelque temps sous les noms
» de *granulations de l'isthme du gosier,*
» *d'angines glanduleuses,* etc.., mais en-
» core sur la phthisie, maladie constitu-
» tionnelle localisée dans les poumons, et
» caractérisée pa la formation , le ra-

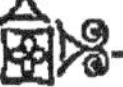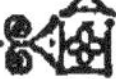

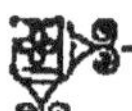

> mollissement et la suppuration des
> tubercules dans le tissu dégénéré de
> ces organes. C'est contre cette alté-
> ration si grave, que l'Eau minérale
> d'Eaux-Bonnes montre une puissance
> à laquelle les médicaments de nos
> officines n'ont rien de comparable.
> L'Europe thermale, nous ne craignons
> pas de le dire, ne peut méme rien
> mettre à côté d'elles dans ce genre.

. . . .

. . . .

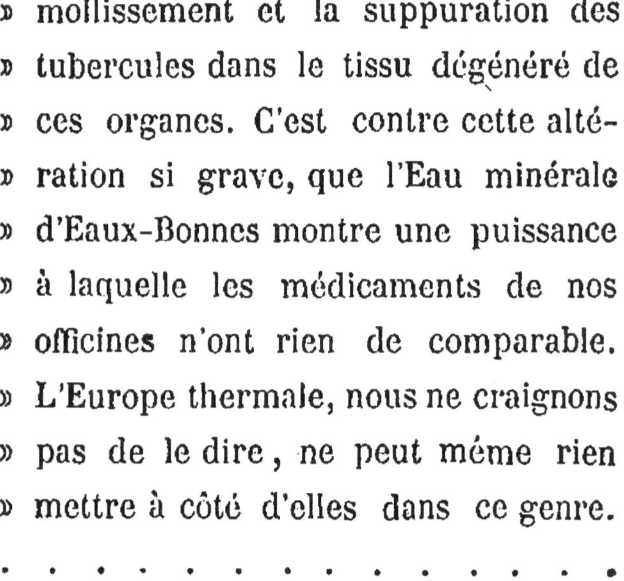

> Les procédés qu'on emploie à Eaux-
> Bonnes pour embouteiller et boucher
> l'Eau minérale sont d'une telle exac-
> titude, que cette eau peut ètre trans-
> portée à toutes les distances et au
> delà des mers en conservant une
> partie encore très-utile de ses pro-

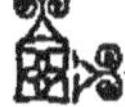

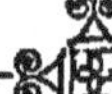

» priétés; aussi s'en exporte-t-il au-
» jourd'hui plus de 300,000 bouteilles.
» Toutefois, ce que l'Eau d'Eaux-
» Bonnes a de plus intime et de plus
» vital, ce que Bordeu appelait en elle
» une « huile très-affinée qui en fait un
» baume minéral naturel », cette qualité
» fugitive est perdue pour les malades
» qui ne la boivent pas à sa source.

» L'eau de Bonnes transportée doit
» être administrée le matin à jeun, de-
» puis la dose de quatre cuillerées à
» soupe jusqu'à celle de trois quarts
» de verre. On y ajoutera 2 ou 3 cuil-
» lerées de lait ou d'une infusion bé-
» chique bouillante, afin de tiédir l'eau
» minérale et de la rapprocher de la
» température de la source (32° 75).

» On pourra même l'édulcorer avec

» un sirop approprié à l'état dominant
» du malade (sirops de gomme, de
» Tolu, de quinquina, de digitale, etc.)
» On doit, suivant les cas, renou-
» veler cette dose le soir, une heure
» au moins avant le dernier repas. »

» Le médecin appréciera si l'Eau
» d'Eaux-Bonnes doit être prise trois
» semaines de suite tous les trois ou
» quatre mois, ou huit à dix jours par
» mois pendant cinq à six mois, et plus.

» Toutes les fois que l'Eau de Bonnes
» ne sera prise dans une famille que
» par une seule personne, nous con-
» seillons les quarts de bouteille, avec
» la précaution d'ouvrir tous les jours
» un nouveau quart, en sacrifiant ce
» qui pourrait rester.

» Il est prudent de choisir, pour

» prendre l'Eau de Bonnes transportée,
» les jours les moins secs et les moins
» froids, car les temps secs et froids
» sont déjà assez excitants par eux-
» mêmes. On la boira de préférence
» dans les jours chauds et humides, ou
» froids et humides ; elles seront, ainsi,
» mieux tolérées et plus efficaces.

» On peut administrer très-avanta-
» geusement l'Eau d'Eaux-Bonnes en
» gargarisme contre les angines chro-
» niques ; mais ce qui, dans ce cas,
» est préférable aux gargarismes, ce
» sont les douches gutturales pulvé-
» risées au moyen d'appareils portatifs
» qu'on trouve maintenant partout. »

(TROUSSEAU et PIDOUX ; — *Traité
de Thérapeutique et de Matière
médicale*, tome 2, 7e édition.

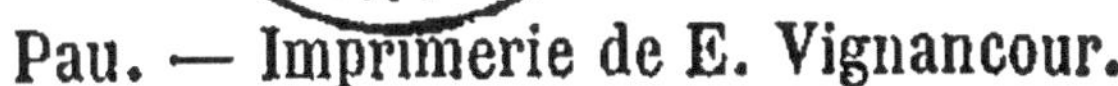

Pau. — Imprimerie de E. Vignancour.